现代著名老中医名著重刊丛书·《第五辑》

妇科心得

陈雅泉 著

人民卫生出版社

图书在版编目（CIP）数据

妇科心得/陈稚泉著．—北京：人民卫生出版社，2008.1

（现代著名老中医名著重刊丛书　第五辑）

ISBN 978-7-117-09585-3

Ⅰ．妇…　Ⅱ．陈…　Ⅲ．中医妇科学一中医学临床一经验一中国-现代　Ⅳ．R271

中国版本图书馆 CIP 数据核字（2007）第 186235 号

人卫智网	**www.ipmph.com**	**医学教育、学术、考试、健康，购书智慧智能综合服务平台**
人卫官网	**www.pmph.com**	**人卫官方资讯发布平台**

现代著名老中医名著重刊丛书

第五辑

妇科心得

著　　者： 陈稚泉
出版发行： 人民卫生出版社（中继线 010-59780011）
地　　址： 北京市朝阳区潘家园南里 19 号
邮　　编： 100021
E - mail： pmph @ pmph. com
购书热线： 010-59787592　010-59787584　010-65264830
印　　刷： 北京虎彩文化传播有限公司
经　　销： 新华书店
开　　本： 850×1168　1/32　　**印张：** 2.5
字　　数： 49 千字
版　　次： 2008 年 1 月第 1 版　　2025 年 1 月第 1 版第 5 次印刷
标准书号： ISBN 978-7-117-09585-3
定　　价： 10.00 元

出版说明

自20世纪60年代开始，我社先后组织出版了一批著名老中医经验整理著作，包括医论医话等。半个世纪过去了，这批著作对我国近代中医学术的发展产生了积极的推动作用，整理出版著名老中医经验的重大意义正在日益彰显，这些著名老中医在我国近代中医发展史上占有重要地位。他们当中的代表如秦伯未、施今墨、蒲辅周等著名医家，既熟通旧学，又勤修新知；既提倡继承传统中医，又不排斥西医诊疗技术的应用，在中医学发展过程中起到了承前启后的作用。这批著作均成于他们的垂暮之年，有的甚至撰写于病榻之前，无论是亲自撰述，还是口传身授，或是其弟子整理，都集中反映了他们毕生所学和临床经验之精华，诸位名老中医不吝秘术、广求传播，所秉承的正是力求为民除瘼的一片赤诚之心。诸位先贤治学严谨，厚积薄发，所述医案，辨证明晰，治必效验，不仅具有很强的临床实用性，其中也不乏具有创造性的建树；医话著作则娓娓道来，深入浅出，是学习中医的难得佳作，为近世不可多得的传世之作。

由于原版书出版的时间已久，已很难见到，部分著作甚至已成为学习中医者的收藏珍品，为促进中医临床和中医学术水平的提高，我社决定将一批名医名著编为《现代著名老中医名著重刊丛书》分批出版，以飨读者。

第一辑收录13种名著：

《中医临证备要》　　《施今墨临床经验集》

《蒲辅周医案》
《蒲辅周医疗经验》
《岳美中论医集》
《岳美中医案集》
《郭士魁临床经验选集——杂病证治》
《钱伯煊妇科医案》
《朱小南妇科经验选》
《赵心波儿科临床经验选编》
《赵锡武医疗经验》
《朱仁康临床经验集——皮肤外科》
《张赞臣临床经验选编》

第二辑收录14种名著：

《中医入门》
《章太炎医论》
《冉雪峰医案》
《菊人医话》
《赵炳南临床经验集》
《刘奉五妇科经验》
《关幼波临床经验选》
《女科证治》
《从病例谈辨证论治》
《读古医书随笔》
《金寿山医论选集》
《刘寿山正骨经验》
《韦文贵眼科临床经验选》
《陆瘦燕针灸论著医案选》

第三辑收录20种名著：

《内经类证》
《金子久专辑》
《清代名医医案精华》
《陈良夫专辑》
《清代名医医话精华》
《杨志一医论医案集》
《中医对几种急性传染病的辨证论治》
《赵绍琴临证400法》
《潘澄濂医论集》
《叶熙春专辑》
《范文甫专辑》
《临诊一得录》
《妇科知要》
《中医儿科临床浅解》
《伤寒挈要》
《金匮要略简释》
《金匮要略浅述》

《温病纵横》
《临证会要》
《针灸临床经验辑要》

第四辑《方药中论医集》收录 6 种名著：

《辨证论治研究七讲》
《中医学基本理论通俗讲话》
《黄帝内经素问运气七篇讲解》
《温病条辨讲解》
《医学三字经浅说》
《医学承启集》

第五辑收录 19 种名著

《现代医案选》
《泊庐医案》
《上海名医医案选粹》
《治验回忆录》
《内科纲要》
《六因条辨》
《马培之外科医案》
《中医外科证治经验》
《金厚如儿科临床经验集》
《小儿诊法要义》
《妇科心得》
《妇科经验良方》
《沈绍九医话》
《著园医话》
《医学特见记》
《验方类编》
《应用验方》
《中国针灸学》
《金针秘传》

这批名著大多数品种原于 20 世纪 60 年代前后至 80 年代初在我社出版，自发行以来一直受到读者的广泛欢迎，其中多数品种的发行量都达到了数十万册，在中医界产生了很大的影响，对提高中医临床水平和中医事业的发展起到了极大的推动作用。

为使读者能够原汁原味地阅读名老中医原著，我们在重刊时采取尽可能保持原书原貌的原则，主要修改了原著中疏漏的少量印制错误，规范了文字用法和体例层次，在版式上则按照现在读者的阅读习惯予以编排。此外，为不影响原书内容的准确性，避免因换算造成的人为错误，部分旧制的药名、病名、医学术语、计量单位、现已淘汰的检测项目与方法等均未改动，保留了原貌。对于犀角、虎骨等现已禁止使用的药品，本次重刊也未予改动，希冀读者在临证时使用相应的代用品。

人民卫生出版社

2007 年 11 月

医学妇科心得序

游乎市场，有席诸地，陈诸案者，若齿牙骨角，若金石草木，且类分部居而署之。曰：何者治风寒暑疫，何者治目治喉治牙治疡，治五劳七伤与一切内外杂症。有掌之者，或坐或立，或心与目招而口呼，以神其术。有就之医者，或小效而不违，或竟无效再访之，其人已徙而之他。谚所谓江湖行医者是也。又见有榜于市，楔于门，曰某医某医，其稍稍知名者已，非有力者莫能延致。尤藉甚者，更声价十倍，视道之远近，或数金数十金，或数百千金，始能致之，出则车呜呜然，归则囊声橐橐然。豪哉医也！族戚朋党之疾者，欲求其一，顾而无暇，贫者更无论矣。人且羡而目之，曰：世医也，儒医也，名医也，吾一不知。

夫周秦·越人、汉·张机、晋·葛洪、唐·孙思邈，推之宋元明清，如仁斋、好古、丹溪、东垣、嘉言、灵胎辈，能似今之医士豪否也！其术无论精不精，要皆以医为市者也。间尝以此语陈君丽生，丽生则言其仲父稚泉先生，先生足不出庭户，行不越州里，日宣究医理数十年，著医书若干卷。而考其朔，则以侍太夫人之疾，虑良医之难得，故学自妇科始，既而泛览《灵枢》《素问》《金匮》以及历朝诸子言医之书，莫不博考详究。与夫家族姻党州里，就所手治者之经验，而得所折衷，以成是书。烇虽未能取其书而读之，而闻丽生所述原原本本，知先生之于医术也精矣。烇因笑谓丽生：先生何不出其绪余，与今之时医者偕游，以博取当世之金钱与名誉，胡寂寂里间为？丽生笑而未有以应也。吾闻明逸老傅青主累征不起，研精妇科，尝出游采药，昼行子为御车，夜宿逆旅课子，背诵经史琅琅然。复不审今时医士，有似此者否？又观宋医陈直撰《奉亲养老新书》，言老人节宣之法甚备。明·高濂作《尊生八笺》，大抵本诸是书。复读金·张从正《儒门事亲》十五卷，言医理至详，其曰儒门养亲者，以为惟儒者能明其理，而事亲者当知医也。

若先生者，因张、陈、傅诸先生所嘉叹者也。烇故乐为之序。邮寄至日，想先生亦当掀髯微笑，方且足不逾阈，据案执笔作诊断、续医案，孜孜而未有已也。以视今之以医为市者，何如哉！

中华民国十三年甲子仲秋会稽施烇仲鲁谨序

序

陈公稚泉先生困于诸生，不得竟所学，于是发愤习医著书，为后人计思之至深。人生不遂愿，斯力亦寄托之一道也。书成求余言，冠诸简端，余闻而笑已而自叹曰：嗟乎！若余者名不震于俗，言不信于世，为芸芸者之敝弃，诟病久矣。余何言哉！傥执余言以往，庸不并此而弃之乎！甚无谓也。虽然有不能已于言者。

夫医之为道大矣，察乎两间，气候盈虚，否泰阴阳，变化滋长消息，五行、五色、五味、五声，相生、相养、相克、相乘，而后应验于人之一身。夫谷食火化所以生人，人食谷食，而又感雷电水火风霜之交，饥饱劳逸情欲之侵以为病。谷养养于是乎！穷矣。又必资乎山川郊野、深泽巨渊、草木鸟兽金石之类，明其性而施之于病。其在古初圣圣神神，殚精劳思，发明兹义，后人名之曰《神农本草》《黄帝内经》，医之有道自此始也。然而规模具而能者少焉。延及近古，扁鹊述《难经》，仲景、元化演方书，而元化之书世无完帙相传，以为灭于曹氏。惜哉！独仲景书存其法备，其道复变化不可穷极。说者以为医中之有仲景，犹圣中之有孔子也。自兹学者蔚起，私淑其人，尊闻其书，各以著书，名家诏后，世世皆宝之。然源远流分，揆诸于古，或离或合，或过或不及，如此之不齐焉。亦犹孔子没，其徒散于诸侯之国，各以所长教后，晋年湮伐荒，诸子百氏杂然而出，蠢焉！以起邪说惑世，贼道杀人者，如今皆是也。学者亦惟区别是非，慎所去取，无为所乱而已矣。

今先生粤有寒暑，因于《内经》，宗乎张氏，泛骛乎李唐宋元明清诸家之堂室，而笔之成书。又皆试之于症，的然而不谬，其为济世行远必矣！余老大无闻，颓唐于世，执笔以叙先生之书，不禁茫然而曾叹也。

中华民国十三年甲子之春献县刘清漳谨序

叙

季父稚泉公，研穷医理殆四十年所矣。平生所著书颇夥，而先是之梓有以也。盖先王母体弱多病，缠绵床褥间，恒居终年之大半。惟时家君负笈遐方，三叔父俱业贾，所恃以奉侍慈闱医药者，惟公。地僻不可以得良医，以故先王母病，时差时剧，莫得脱然。公则愀然曰：为人子者，不可以不知医，诚然哉！乃发箧取《黄帝内经》，熟读深究，并古今名家书博览之。揣摩简练，无寒燠间，心有所得则手录之。未及卒业，而先王母已弃养。乃愤然欲废者再，既而慨然曰：吾不及医吾母，吾悲之，他日医人之母，得无俾吾一乡孝子悲，亦小塞吾愆也。于是孜孜矻矻，手披而心唯之，数十年如一日。久之，所活人既多，所著书如《三因备考》四卷、《妇科心得》四卷、《伤寒集要》四卷、《验方随录》八卷，率为平日得之于心，验之有效者。

夏历甲子年小阳月十有一日，珍珉而请曰：大人所以著书，侄稔之盍梓，而公诸世，俾孝子仁人各得资以事亲，为释憾益广乎！公曰：问世可乎！夫著书问世者，以求誉也，吾非求誉者，果尔则近矣。可乎哉！固请则日无已，其先以《妇科心得》付剞劂，以成我之志斯可矣。珍喜不禁敬述颠末，以为之叙。

中华民国十三年夏历甲子孟冬月侄桂珍谨叙

序

尝拟于吾居别构数檐，名之曰卫河东岸一草堂，日久不果，每自憾焉。曩余幼时，来往乡塾中，习见陈公稚泉先生，举步雍容，数见数如此，未尝有急徐之异，心焉契之。以其家河西岸东向，与余居门相侧而适相望也。嗣后先生稍北徙，余亦就学他乡，不常常见者，几逾十稔。自余家居，授徒课徒之暇，恒相过从。先生以慈帏多疾，惕于人子，不可以不知医之义，遂综览群书，每于谈文论艺之酣，多以医理曲引旁证，剖析精微，动辄中肯。盖理无不通，有固然与？间尝耸以经验所得，荟萃成书，以为济世之津梁。先生但颔笑不语，余心不无闷然。岁在己巳春月，纂修邑志，征集邑人士之著作，实之艺文，先生因出所集医书三种，曰《妇科心得》，曰《三因备考》，曰《伤寒集要》。维时余与于其事，得卒读全书，不禁憬然于先生之颔笑所有由也。

今岁夏，先生造余庐而属：日前所辑之书校录数过，已订成帙，请予为之序，以冠简端，子其许我乎！曰：嗟乎！数十年来，兵马扰攘，日在忧愁困顿之中，所志一无成就，今为文以序先生之书，能不四顾茫茫而兴无穷之叹也夫！

中华民国二十二年夏历岁次癸酉秋日姚云锦谨序

凡例

——是编凡汤丸散方遵用前人者，皆列于卷一，遇有加减者，随序于本传。

——凡编中用圈用点之处，或表其主病之名，或表其用药之意，或表其主治之法，以祈阅者眉目清楚。

——首卷目录中，汤丸散方亦有列加减者，盖前人之加减，故未序于本传。

——崩漏章原系妇科一门，因主病无多，故序于调经之末。

——养经一汤，虽用药无多，然数十年苦心经营，屡用屡效，故特列一说，以为广生之一道。

目录

卷一

妇人科大纲

夫男女者，均禀天地之气以生。有生之后，男则血气俱足，女则气有余而血不足也。至于受病，外感内伤之症未尝不同，但女则别有调经、胎前、产后之治，此所以更立一科也。调经专以理气补心脾为主，胎前专以清热补脾为主，产后专以大补气血行滞为主，此妇人科调治之大略也。

济阴通元赋

阴阳异质，男女殊科，特立专门之症治，以救玄室之沉疴。因其血之亏也，故调之必使流通；因其血之盈也，故抑之不使郁遏。体本娇柔，性则偏颇，肥白者多痰，瘦黑者多火，胃火过者气结，养不足者血涸。专宠爱者，治合异乎孤零；饫膏粱者，疗莫同于藜藿。月事时下兮，如朝夕之应期；血海常满兮，似江汉之流波。谓之无病，可以无药。或不及期而先来兮，气有余而血易亏；或过期而后来兮，气不足而血本弱。花气淡淡兮，由血室之水虚；桃浪紫色兮，被胞户之火灼。经未行而腹痛兮，气滞血涩而可调；经已过而腹痛兮，和气养血而勿错。或一月再行兮，邪火迫而气血不藏；或数月一行兮，元气亏而生化不多。皆是损盛之症，贵乎调理之和。满而不泄兮，为经闭为血枯为癥瘕；泄而不满兮，为崩中为带下为漏浊。常满者恶其中满，常泄者虑其气短。脉惟喜于芤涩，诊切忌乎洪数。或隐忍而病盛兮，愚妇自速其亡；妄攻补而病增兮，庸医反助其虚。经信既调，妊娠之脉必确，虽如此而又不可不防恶阻之害，以慎漏胎之浊。热常要清，脾不可弱。热若盛兮，而胎动不安；脾若虚兮，而胎危易坠。惟以安胎为本，其余杂症为末，斯先哲之格言，宜后人之守约。子悬急痛而无碍，子痫卒倒而可愕，子满胎肥而气壅，子疟脾虚而气弱。子烦子淋兮，胎热所为；子肿子气兮，胎水所作；子嗽子痢兮，病转剧而胎损；伤寒伤食兮，痰若多而成恶；常惨常笑兮，肺气结而非祟；暴哑不语兮，心血虚而无药。胎若肥而瘦胎之药连进，脉怕微而诊脉之时休错。怀胎之后，禁忌不可少犯；临产之前，戒慎乃为要约。预备药物，审择稳婆。禁革去疑兮，恐产妇之心动；安居守静兮，令产母之气和。儿身未转兮，坐草不宜太早；胎浆先破兮，用力未可太过。或逆或横兮，在稳婆之妙手；若迟若留兮，系催生之圣药。医药之系非轻，母子之命所托，差之毫厘，甚于水火。胎衣未下兮，取之有道；恶露未净兮，去之无过。血迷血晕兮，生死在于呼吸；血胀血痛兮，攻击戒乎挥霍。但以补虚为主，莫以他病而讹。药喜甘温兮，切忌苦寒；脉宜和缓兮，最嫌洪数。恶阻各归于脏腑，诸虚皆似乎障魔。眼前而常见黑花兮，乙木之病；声哑而乍见鬼神兮，丁火之疴。脐下痛而或淋或秘兮，沟溪塞于渟液；腑中痛而或胀或肿兮，仓廪积乎陈茎。息逆而嗽喘不宁兮，因犯素天之气；腰痛而俯仰不利兮，乃冲玄海之波。烦热兮，责其血去而阴虚；羸怯兮，知其蓐劳而气弱。能详察夫症信，斯可议夫方药。经信不调兮，乌鸡可投；天癸或阻兮，苍莎宜托。地黄补肾兼行，参术养脾莫却。三补凉血兮，专治崩中之药；补中暖宫兮，能固带下之脱。安胎胡连兮，在妊娠为最宜；瘦胎达生兮，视形症而休错。黑神去恶露而可取胎衣，十全补虚羸而能除阴火。临病审症兮，清观设问之详；举一概百兮，勿讶立言之约。吐露灵府之珠玑，掣开医门之锁钥。

遵古汤丸散饮共八十六方

四君子汤

党参　白术去芦，米泔浸，土炒　白茯苓各二钱　甘草一钱，炙

加陈皮名异功散，加半夏、陈皮名六君子汤，去茯苓加干姜名理中汤。姜枣水煎，温服。

四物汤

当归三钱，酒洗　熟地三钱　白芍二钱，酒炒　川芎一钱五分

水煎温服。

芩连汤

黄芩一钱，炒　黄连一钱，炒　生甘草五分

水煎服。

三补丸

黄芩一两，炒　黄连一两，炒　黄柏一两，炒

共为细末，以蜜为丸，白汤下。

地黄丸

熟地八两，蒸晒　山药四两　山萸肉四两，去核　白茯苓三两　牡丹皮三两，去骨　泽泻三两，去毛

共为细末，蜜丸，白汤下。

八珍汤

川芎　白芍　人参　茯苓　当归　生甘草　生地　白术各等分

姜枣引，水煎服。

苍莎丸

苍术米泔水浸　香附童便浸一日夜，各三两　条芩一两，酒炒

为末，汤浸蒸饼为丸，白汤下。

十全大补汤

人参去芦　白术土炒　白茯苓乳蒸　甘草蜜炙　当归酒浸　川芎酒炒　白芷酒炒　熟地砂仁，酒蒸晒　黄芪蜜炒，各一钱　肉桂五分

姜枣引，水煎服。

异功散

人参去芦　白术土炒　白茯苓蒸　甘草炙　陈皮各一钱，去白

姜枣引，水煎服。

当归川芎汤

当归一钱　川芎一钱

姜枣引，水煎服。

六君子汤

人参　白术　茯苓　炙草　陈皮　半夏各等分

姜引，水煎服。

参术大补丸

人参五钱　白术　白茯苓　莲肉　归身各七钱五分　炙草三钱　山药一两　砂仁五钱　川芎五钱　石菖蒲五钱

共末，荷叶包米，蒸饭为丸，米饮下。

参苓白术散

人参一钱　白术二钱，土炒　茯苓二钱　陈皮二钱　莲肉二钱　炙草八分　山药五钱　砂仁一钱　菖蒲一钱

姜枣引，水煎服。

补阴丸

黄柏一两　知母一两，去毛，去皮，炒

共为细末，炼蜜为丸。

苍莎导痰丸

苍术二两　香附二两　陈皮一两五钱　白茯苓一钱　枳壳　南星　半夏　炙草各一两

生姜自然汁浸饼为丸，淡姜汤下。

加减六君子汤

人参　川芎　半夏各七分　甘草五分　白术　白茯苓　陈皮　苍术泔米水浸　归身　香附童便炒　枳壳各一钱

姜引。

加减八物汤

人参　白术　白茯苓　炙甘草　当归　川芎　白芍　陈皮　丹参　香附　丹皮各一钱

姜枣引。

乌鸡丸

用白乌鸡雄者一只，要未镦者，以粳米喂养七日，勿令食虫蚁野物，吊死，去毛，并洗净，再用生地、熟地、天冬、麦冬各二两放鸡肚中，甜美醇酒十碗入砂罐，炙烂 取出，再用桑木火上焙去药，更以余酒淹尽，焙至焦枯，研罗为末。再加杜仲盐水炒，去丝，一两，人参、炙草、肉苁蓉酒洗、破故纸炒、小茴香炒，各一两，归身、川芎、白术、丹参、白茯苓各二两，香附醋浸三日，焙，四两，砂仁一两，共研末。合上末，酒调面糊为丸豆粒大。每服三钱，空心温酒下，或米饭饮下。

二陈汤

半夏　茯苓　陈皮各一钱，去白　甘草炙，五分

补中益气汤

黄芪七分，炙　柴胡七分　炙甘草五分　当归身一钱　人参二钱　白术二钱，土炒　陈皮五分　升麻三分

开郁二陈汤

陈皮　白茯苓　苍术　香附　川芎各一钱　青皮　半夏　莪术　槟榔各七分　甘草　木香各五分

姜引。

四制香附丸

香附净，一斤　杵，分四制，酒、醋、盐水、童便各浸三日，焙研；乌药八两，共为细末，合一处，醋糊为

丸，白汤下。

四物凉膈散

归身　川芎　赤芍　生地　黄芩酒炒　黄连酒炒　山栀炒黑　连翘　桔梗各一钱　生甘草　薄荷叶各五分　淡竹叶十皮

水煎服。

温经汤

当归　川芎　赤芍　莪术　人参各二钱　炙甘草　川牛膝　破故纸　小茴香炒，各一钱

姜枣引。

桂枝桃仁汤

桂枝　槟榔各一钱五分　白芍　生地　枳壳各一钱　桃仁二十五粒　炙甘草五分

姜枣引。

十灰散

藕节　莲蓬　艾叶　棕榈　大蓟叶　小蓟叶　侧柏　油发　干姜　干漆

以上十味和，烧存性为灰，等分和匀，每服三钱，或用醋炙，糯米粉为丸，即名十灰丸。每服百丸。

凉血地黄汤

生地　当归各一钱　黄连　黄柏　知母　藁本　川芎　升麻各五分　柴胡　羌活　防风各七分　黄芩　炙甘草　细辛　荆芥穗　蔓荆子各四分　红花一分

水煎服。

鹿角霜丸

鹿角霜　柏子仁去壳，炒　归身　茯神　龙骨煅　阿

胶蛤粉炒成珠，各一两　川芎七钱　香附醋制，二两　炙草一钱　川续断一两五钱

共为细末，山药五两，研　化糊为丸，每服三钱，空心温酒送下。

补宫丸

鹿角霜　白茯苓　白术　白芍　白芷　牡蛎煅，童便炒　山药　龙骨煅　赤石脂各等分　干姜减半

共为细末，醋糊为丸，空心米饮下。

养经汤

陈皮　半夏　生地各一钱　归尾二钱　川芎　白芷　红花　秦艽　乌药各八分　香附一钱五分　木通三分　青皮七分

姜引，水煎服。

半夏茯苓汤

半夏泡七次，炒黄色　陈皮各一钱五分　茯苓一钱　甘草五分　砂仁八分

人参陈皮汤

人参　白术　陈皮各一钱　麦冬七分　甘草五分　厚朴姜炙　茯苓各一钱五分

姜引，食远服。

保生汤

人参　甘草　砂仁炒研，各一钱　白术　香附童便制　陈皮　乌梅各一钱五分

姜引，水煎，食远服。

安胎饮

条芩　白术　人参　归身　生地　陈皮　白芍各一

钱　炙草　砂仁　连翘炒，捶碎，各五分

姜枣引，食前服。

杜仲丸

杜仲姜汁炒　川续断酒洗，各二两

共末，炙烂枣肉杵和为丸，每服三钱，米饮下。

胡连丸

条芩沉水者，四两　白术无油者，二两　莲肉去心，二两　砂仁微炒，一两　炙草一两

共末，用山药五两打糊为丸，米饮下。

安胎和气饮

归身　白芍各一钱　白术　黄芩　苏叶各一钱五分　炙草　砂仁各五分

姜枣引，水煎，食前服。

四味紫苏和胎饮

紫苏　条芩　白术各一钱五分　甘草一钱

黄龙汤

柴胡　人参　甘草　黄芩各一钱

清热和胎饮

人参　白术　炙草　炙芪　黄芩　黄连　知母　麦冬各一钱　五味子一三粒

煎服。

黄芩白术汤

条芩　白术各五钱　苏叶二钱五分　生姜五片

水煎服。

人参阿胶散

人参　白术　茯苓　炙草　苏叶　阿胶　桔梗各

等分

水煎，食后服。

柴胡知母汤

柴胡一钱五分　人参　黄芩　知母　白术各一钱　甘草五分　归身一钱

姜枣引，水煎服。

七金散

柴胡　黄芩　炙草　知母　常山酒炒　草果仁各一钱五分　乌梅三枚，去核

水酒各半煎服。

当归黄芩乌药汤

当归　黄芩　白芍　白术　黄连　枳壳　茯苓　陈皮　生地　甘草各一钱　木香五分　乌梅一个

水煎，空心服。

黄连阿胶汤

黄连炒　阿胶炒，各一钱　木香七分　炮姜五分　人参　白术　茯苓各一钱　炙草五分　乌梅三钱

姜枣引，水煎，食前服。

紫苏饮

紫苏　陈皮　大腹皮　川芎　白芍　当归各一钱　人参　炙草各五分

姜五片、连须葱白七寸，水煎，食前服。

人参麦冬散

人参　茯苓　黄芩　麦冬　知母　甘草　生地各一钱　竹茹一团

水煎，食前服。

清神汤

人参　白术　茯苓　炙芪　麦冬　炙草　归身各等分

姜枣引，水煎，食远服。

茯苓汤

茯苓　白术　陈皮　香附　乌药各一钱　炙草五分　紫苏梗叶八分　木瓜三片

姜引，水煎，空心服。

鲤鱼汤

白术二钱　茯苓五钱　归身　白芍各一钱　陈皮五分　活鲤一个

炙汁一盏半，去鱼，加生姜五分，煎七分，空心服。

束胎饮

白术　黄芩　苏叶　枳壳　大腹皮各一钱五分　砂仁和壳五分，略研　炙草三分

姜引，水煎，空心服。

十枣汤

甘草三两　小麦一升　大枣十枚

用水六升，煎至三升，去渣，分三服，温服。神效。

竹茹汤

人参　麦冬　茯苓　炙草各一钱　小麦一合　青竹茹一钱

姜三片、枣五枚，水煎，食后服。

瘦胎丸

枳壳四两，麸炒　白术　当归　甘草各一两

共为面，蜜丸豆粒大，辰砂为衣，每服五十丸，食前白水送下。

达生散

大腹皮　人参　苏茎叶　陈皮各五分　白术　白芍　当归各一钱　枳壳七分　砂仁　甘草各五分

青葱五根引，水煎，食前服。十数服即得效。

清魂散

泽兰叶　人参各一钱　荆芥穗　川芎　当归身各二钱　炙草八分

水酒各一盏，煎至一盏，入童便一盅同服。

黑神汤

黑豆一合，炒　熟地　当归　肉桂去皮　干姜炒　炙草　白芍酒炒　蒲黄炒，各二钱

酒水各一盏，煎至一盏，入童便一盅温服。

茯神散

茯神　柏子仁　远志　人参　当归　生地　炙草各一钱　桂心五分

猿猪心一个煮汤煎药，调辰砂一钱，食后服。

芎归泻心汤

归梢　川芎　元胡　蒲黄　牡丹皮各一钱　桂心七分

调五灵脂另研末一钱，食后服。

大岩蜜汤

生地　归身　独活　茱萸炒　白芍酒炒　干姜炒　炙草　桂心　灯心草各一钱　细辛五分

水煎，热服。

抵圣汤

赤芍　半夏制　泽兰叶　陈皮去白　人参各二钱　炙草一钱　生姜焙，五分

水煎，温服。

见晓丸

良姜　姜黄各炒　毕澄茄　陈皮去白　莪术　三棱各煨　人参各等分

共末，萝卜漫火炙熟研为末，和药，将余汁打面糊为丸，萝卜汤下。

吴茱萸汤

吴茱萸一钱五分，炒　桔梗　干姜炒　炙草　半夏制　当归　白茯苓　陈皮各一钱　桂心八分　细辛五分

姜引，水煎，热服。

二母汤

知母　贝母　人参　白茯苓各一钱　杏仁　桃仁各二钱

水煎，食后温服。

旋覆花汤

旋覆花　赤芍　前胡　荆芥穗　半夏　白茯苓　五味子　麻黄去根节　杏仁　甘草各等分

姜三片、枣五枚引，煎服。

补肾地黄丸

熟地　归身　杜仲盐水炒，去丝　独活　桂心　续断各一钱

生姜三片、大枣二枚引，水煎，空心服。

趁痛散

当归　桂心　白术　牛膝　黄芪　独活　生姜各一钱　炙草　薤白各五分

水煎，热服。

白茯苓散

白茯苓　归身　川芎　桂心　白芍酒炒　炙黄芪　人参　熟地各一钱

猪猪腰子一对，去脂膜，切片，煎汤一碗，去腰子，姜三片、枣二枚同药煎服。

黑神散

熟地黄　蒲黄炒　当归　干姜焙　桂心　芍药　甘草各四两　黑豆炒，去皮，半升

共为细末，每服二钱，酒与童便各半盏，和药煎服。

当归建中汤

当归　白芍　桂心　炙草各二钱

生姜五大片、枣二枚，水煎入饮汤三匙，搅匀热服。

金铃子散

川楝去核　小茴　骨脂　桂心各一钱

姜引，水煎，先用木香一钱研汁，和药，食前热服。

当归延胡索汤

归尾　延胡索　五灵脂去土　蒲黄炒，各一钱五分　赤芍　桂心各一钱　红花七分

水酒各一盏，煎一盏，入童便一盏，同煎服。

芎归汤

川芎　当归各五钱，俱不洗炒

连须葱白五根、生姜五片焙干，水煎，食后服。

人参当归散

人参　当归　熟地　肉桂　白芍酒炒，各一钱半　麦冬一钱

水三杯，先以粳米一合，淡竹叶十片煎至二杯，去米、叶，入药，枣三枚，煎七盅，温服。

卷荷叶散

初出卷荷叶焙干　红花　归尾　蒲黄　丹皮各一钱　生地一钱，酒洗

生姜一大片、童便一盏，水煎，热服。

柴胡四物汤

柴胡　人参　半夏　炙草　归身酒洗　川芎　干姜炒　肉桂各一钱　姜三片　枣三枚

水煎服。

麻黄根汤

归身　炙黄芪　麻黄根　人参　炙草各一钱五分　牡蛎煅，另研

水二盏，以浮麦一合，煎至一盏，去麦入药，再煎至七分盅，调牡蛎粉三钱，服之。

愈风汤

羌活　防风　当归酒炒　川芎　白芍酒炒　肉桂　黄芪　天麻　秦艽各二钱

姜枣引，水煎服。

调经汤

归身酒洗　赤芍　丹皮　桂心　赤苓　炙草　陈皮各一钱　细辛　黑姜各五分

姜引，水煎服。

芎归泻肝汤

归尾　川芎　青皮　枳壳　香附童便浸　红花　桃仁各二钱

水煎，入童便一盅、元酒一盏服。

当归地黄汤

归身　白芍　熟地俱酒浸　人参　甘草　陈皮　肉桂各一钱

姜枣引，水煎服。

七珍散

人参　石菖蒲　生地　川芎各一钱　细辛三分　防风五分　辰砂五分，研末，冲服

水煎，食前服。

理中汤

人参　白术　干姜　炙草

姜枣引，水煎，温服。

润燥汤

当归梢　生地　枳壳各一钱　人参　甘草　槟榔各五分　桃仁泥二钱　大麻子去壳捶碎，二钱

先将槟榔磨汁，次将上六味煎讫，后入桃仁泥，再加槟榔汁温服。

益元散

甘草一两　滑石六两，白腻者，水飞过　朱砂一分

共细末，每服一钱。

卷二

调经门

调经章直解

谨按经云：女子二七而天癸至，冲任满盛，月事以时下，乃有期信。得其常信者为无病，不可妄投调经之剂。苟或不及期而经先行者，或过期而经后行者，或一月而经再行者，或数月而经一行者，或经闭不行者，或崩者，或漏下者，此皆失其常信，不可不通调也。

大抵调治之法，热则清之，冷则温之，虚则补之，滞则行之，滑则固之，下陷则举之，对症施治，以平为期。如芩连栀柏，清热之药也；丁桂姜附，温暖之药也；参术归茯，补虚之药也；川芎、香附、青皮、元胡，行滞之药也；牡蛎、赤石脂、棕榈炭、侧柏叶，固精之药也；升麻、柴胡、荆芥、白芷，升举之药也。随其症而用之，鲜有不效者矣。

妇人经信不调有三，一曰脾虚，二曰冲任损伤，三曰脂痰凝塞。治病之主，不可不审也。脾胃虚弱者，经曰：二阳之病，发于心脾，女子经病。夫二阳者，阳明胃也。胃主收纳五谷，长养血气，灌溉脏腑，流行经水，乃水谷之海、血气之母也。惟忧愁思虑则伤心，脾胃失养，郁结不通，腐化不行，胃虽能受，而所谓灌溉流行长养者，皆失其令矣。故脾胃虚弱，饮食减少，气日渐耗，血日渐少，斯有血枯血闭及血少色淡、过期始行、数月一行之病。冲任损伤者，经曰：气以呴之，血以濡之。故气行则血行，气止则血止也。女子之性，执拗偏急，忿怒妒忌，以伤肝气。肝为血海，冲任之来，冲任失守，气血妄行也。又褚氏曰：女子血未行，而强合以动其血，则他日必有难名之疾。故女未及二七天癸之期，而男子强与之合，或与月事未断之时，而男子纵欲不已，冲任内伤，血海不固。由斯二者，为崩为漏，有一月再行、不及期而行者矣。脂痰凝塞者，盖妇女一身，内而肠胃开通，无所阻塞，外而月经流利，无所凝滞，则气血和畅，经水应期。惟彼肥硕者，膏脂充满，玄室之户不开。挟痰者，痰涎壅滞，血海之波不流。故有过期而经始一行者，或数月而经始一行者，及为浊为带为经闭，皆无子之病也。

不及期而经先行

如赋性温和，素无他疾者，是其血盛且有热也。用当归、川芎各七分，赤芍、生地、知母、麦冬、地骨皮各一钱，甘草五分，水煎空心服。

如性急躁多怒多妒者，是其气血俱热，且有郁也。用当归、川芎、白芍各一钱，生地七分，条芩炒、黄连炒、香附炒研，各一钱，生草五分，水煎服。

如形瘦素无他疾者，是其血热也。用四物汤见卷一加芩连汤见卷一，合成一剂，水煎，食前服。四物汤内用赤芍，兼服三补丸见卷一合之。三补丸专治血热。

如形瘦多疾且热者，是其冲任内伤也。用当归、白芍、熟地、人参、知母、麦冬各一钱，川芎七分，炙草五分，姜枣引，水煎，食前服。更宜常服地黄丸见卷一，治女子冲任损伤及肾虚血枯、血少血闭之症。

如曾误服辛热暖宫之药者，责其冲任伏火也。用归身一钱，川芎七分，赤芍、生地各一钱，黄柏炒、知母、木通各一钱，甘草五分，水煎，食前服。更服三补丸见卷一。

如见形肥多痰多郁者，责其血气虚热也。用当归、川芎、生地各七分，陈皮去白、半夏滚水泡，各五分，白茯苓、生草各五分，条芩炒、香附炒、黄连炒、各一钱，姜引，水煎服。

经过期后行

如赋性温和，素无疾者，是其血虚少也。八珍汤主之，姜枣引，食后服。方见卷一。

如性急躁多怒多妒者，是其气逆血少。八珍加香附汤主之，加香附炒、青皮各等分，水煎服。兼常服苍莎丸以调之，苍莎丸和中开郁。方见卷一。

如形瘦无他疾者，是其气血俱不足也。十全大补汤主之。汤见卷一。

如形瘦食少者，是其脾胃衰弱、气血虚少也。用异功散加当归川芎汤主之，兼服地黄丸。汤丸方俱见卷一。

如肥人及饮食过多之人，是其湿痰壅滞，躯肢迫塞也。用六君子汤加当归、川芎、香附、姜引主之，兼服苍莎丸。汤丸方俱见卷一。

如素多痰者，是其脾胃虚损、气血失养也。用参术大补丸，即参苓白术散，亦可兼服地黄丸。方俱见卷一。

一月而经再行

如性急多怒者，是其伤肝以动冲任之脉。用四物汤加柴胡、人参、条芩、甘草、黄连各等分主之，水煎服。更宜常服补阴丸，以泻冲任之火，每服三钱。方俱见卷一。

如曾服辛热之药者，用四物汤加黄柏、知母，水煎服，及三补丸主之。方俱见卷一。

如曾伤冲任之脉者，用四物汤加人参、知母、麦冬主之，及地黄丸主之。俱见卷一。

数月而经一行

如瘦人，是其脾胃弱、气血虚，用十全大补汤及地黄丸主之。方俱见卷一。

如肥人，是其多痰，兼气血虚，用六君子加苍莎导痰丸主之，即加减六君子汤亦可。方俱见卷一。

经行或前或后

此等症悉从虚治，加减八珍汤主之。又乌鸡丸专治妇人脾胃虚弱，冲任损伤，血气不足，经信不调，以致无子者，服之屡验。方俱见卷一。

经后腹痛

凡经水将行，腰胀腹痛者，此气滞血实也。桃仁四物汤主之。即四物汤加丹皮、香附、延胡、红花、赤芍各一钱，桃仁五分。水煎服。

如瘦人，是其有火，前方加黄连炒、黄芩炒，各一钱。方见卷一。

如肥人，是其有痰，前方加枳壳、苍术各一钱。汤见卷一。

凡经水过后腹中疼者，此属虚中有滞也。用八物汤加木香五分，香附一钱，醋炒，青皮七分，治之屡验。汤见卷一。

经水多少

如瘦人经水来少者，是其血虚少也。用四物汤加人参、香附童便炒、炙草各一钱，姜枣引主之。汤见卷一。

如肥人经水来少者，是其痰碍经隧也。用二陈汤加当归、川芎、枳壳、香附童便炒，各一钱，滑石三分，姜引主之。方见卷一。

凡经水来太多者，不问肥瘦，皆属热也。用四物汤加知母、生地、条芩、黄连各一钱，黄柏七分，兼服三补丸。

经水紫色淡色

紫色者热也，用四物汤加赤芍、生地、香附、黄连、丹皮、生甘草各二钱，归尾一钱，煎服主之。方见卷一。

淡色者虚也，用八珍汤加黄芪蜜炙、香附各一钱，姜枣引，更常服地黄丸。方俱见卷一。

以上各列调经之法，并宜于经后行时，连进十余服，则下次经信自不愆矣。若丸药宜常久服之，乃效。

经闭不行

凡妇人女子经闭不行，其信有三。一脾胃伤损，饮食减少，气耗血枯而不行者，法当补其脾胃，养其血气，以待气充血生，经自行矣。不可妄用通经之剂，则中气益损，阴气益枯，致成痨瘵之疾而不可救。所谓索千金于乞丐，棰楚日加，徒毙其生而已。一则忧愁思虑，恼怒怨恨，气郁血滞而经不行者，法当开郁气、行滞血，而经自行。苟用补剂，则气得补而益结，血益凝聚，致成癥瘕胀满之疾。所谓养虚自遗患也。一则躯肢迫寒，痰涎壅滞而经不行者，法当行气导痰，使经得行，斯谓之良工矣。

如因脾胃伤损，血枯不行者，用补中益气汤去升麻，加白芍、川芎各一钱，神曲炒、麦芽炒，各五分，姜枣引主之。更宜服参术大补丸、乌鸡丸，以经行为度。

如因气郁血闭经不行者，用开郁二陈汤主之。更宜服四制香附丸，以经行为度，此丸乃妇人常用之要药也。汤丸方俱见卷一。

如因痰者，用前苍莎导痰丸主之。更服上开郁二陈汤去莪术，加枳壳一钱服之。俱见卷一。

有愆期未嫁之女，失宠之妾，守节之妇，日常憾愤不伸，故多经闭之疾，久之致成痨瘵之疼。此七情之变，无以法治者也。宜用四制香附丸、参术大补丸，攻补兼行，庶几可瘳。

有经闭不行，骨蒸潮热，脉虚者，用八珍汤去川芎、甘草，加麦冬、知母、柴胡，有汗加地骨皮，无汗牡丹皮、淡竹叶各一钱，煎服主之。

凡妇人血虚有热者，皆可服之。

如热太甚，服此不平者，加黑干姜一钱，神效。

有经闭发热，咽燥唇干，脉实者，用四物凉膈散主之。方见卷一。凡血实形盛，脉有力者，皆可服之。

石瘕

石瘕者，因行经之时，寒气自阴户而入，客于胞门，以致经血凝聚，月信不行，其腹渐大如孕子状。妇人壮盛者，半年之后，小水长而消矣。若虚怯者，必成肿疼，温经汤主之，更宜常服四制香附丸。俱见卷一。

肠覃

肠覃者，因行经之时，寒气自肛门而入，客于大肠，以致经血凝涩，月信既行而血却少，其腹渐大如孕子状，为胎漏。壮盛者，半年以后，气盛而除。虚怯者，必成胀疼，桂枝桃仁汤主之，更宜常服四制香附丸。方见卷一。

崩漏章

妇人崩中之痛，皆因中气虚，不能收敛其血，加以积热在里，迫血妄行，故令经血暴下，而成崩中。崩久不止，遂成漏下。叔和《脉诀》云：崩中日久，为白带，为漏下，时多，肾水枯。治有三法，初止血，次清热，后补虚，未有不痊者矣。

崩

凡妇人女子，初得崩中暴下之症者，宜用止血之剂，乃急则治其标也。四物汤调十灰散服之，以血止为度。止血之药不宜多用。血止即服清热之剂，用凉血地黄汤主之。如血未尽，再合十灰丸并用。血已止，里热已除，宜用补中益气之剂主之。补中益气汤去黄芪，加黄芩酒炒、白芍酒炒、熟地各一钱、白茯苓、知母、黄柏炒，各五分。更宜晨服地黄丸，夕服参术大补丸，以平为期。此又补虚之法也。汤丸方俱见卷一。

漏

如崩久成漏，连年不休者，此中气下陷、元气不固也，宜用补中益气汤加白芍酒炒、熟地各一钱，白茯苓、知母、黄柏炒，各五分，兼服鹿角霜丸补之。方见卷一。

经血妄行

女子经血妄行，或吐血，或唾血，或口内血腥，用四物凉膈散加生韭自然汁服之。方见卷一。

赤白带下

带下之病，妇女多有之。赤者属热，兼虚兼火；白者属湿，兼虚兼痰。年久不止者，以补脾胃为主，兼升提。大抵瘦人多火，肥人多痰，要知者信。赤带用前四物汤加芩连汤，再加升麻、丹皮治之，兼服三补丸；白带用六君子汤加苍术米泔水浸，一钱，柴胡、升麻各五分，姜引主之，兼服苍莎导痰丸，带久不止，专以补虚为主，宜服十全大补汤去地黄，加陈皮、半夏、干姜各一钱。更宜服参术大补丸，以补脾胃之虚；急服补宫丸，以固下元之脱。

白浊白带白淫辨症

妇人常有白浊、白淫、白带之疾，症不同，治亦有别。白带者，时常流出，清冷稠黏，此下元虚损症也，用前久带不止之法治之。白浊者，浊随小便而来，浑浊如泔，此胃中浊气渗入膀胱也，用二陈汤加苍术、益智仁盐水炒研、白术各一钱，升麻、柴胡各七分，姜引主之。又有遗白带方：酒炙白果二升，去心去膜，晒干为末，每服三钱，开白水下。白淫者，常于小便之后而来，亦不多，不用治自愈。汤见卷一。

养经汤说

妇人行经之时，连服三剂，易能成孕。汤见卷一。

卷三

胎前门

胎前章诊孕法

经谓:妇人有孕者,身有病而无邪脉也。有病谓经闭,无邪脉谓脉息如常、不断绝也。经又云:手少阴脉动甚者,孕子也。少阴心也,心主血脉,心脉旺则血旺,而为孕子之兆。经又云:阴搏阳别,谓之有子。言二尺脉旺,与两寸迥别,亦为有孕。以上三者,但得其一,即为孕脉。分而占之,合而推之,而孕脉无遁情矣。或谓流利雀啄,亦为孕脉。何也?答曰:流利者,血正旺,雀啄者,经脉闭塞不行,故脉疾而歇至,此数月之胎也。不知者断为病脉,则令人可笑。或谓孕有男女,何以脉而知之也?答曰:左寸为太阳脉,浮大知为男也。右寸为太阴脉,沉实知为女也。若两寸皆浮大,主生二男;两寸皆沉实,主生二女。凡孕脉弦紧滑利为顺,而沉细微弱为逆也。

妊娠恶阻

恶阻者谓有胎气恶心，阻其饮食也。其症颜色如故，脉息平和，但觉肢体沉重，头目昏眩，择食，恶闻食气，好食酸咸，甚者或作寒热，心中愦闷，呕吐痰水，胸膈烦满，恍惚不能支持。轻者不服药无妨，乃常病也。重者须药调之，恐伤胎气，专主行痰，以二陈汤为主。但半夏有动胎之性，不可轻用。汤见卷一。

如肥人专主治痰，半夏茯苓汤主之。即二陈汤加砂仁也，再加白术一钱、乌梅半个，姜枣引，水煎，食远服，尤妙。传云：二陈汤加桂枝甚效。汤见卷一。

瘦人兼痰兼热，人参陈皮汤主之，加竹茹五分、黄芩一钱尤佳。汤见卷一。

如恶阻甚不能食者，保生汤主之。汤见卷一。

胎动不安

如脾胃素弱不能管束其胎，气血素弱不能滋养其胎，不以日月多少而常动者，安胎引主之。更服杜仲丸、胡连丸尤佳。胡连丸，更安胎之圣药也。杜仲丸，宜与胡连丸同服。方俱见卷一。

如因房事过度，有触动不安者，用四物汤去川芎、白芍，加阿胶炒，一钱，炙草、砂仁、竹茹各五分，调男人裤裆灰一钱，水煎服。更疏房事，免致再坠。汤见卷一。

如因七情触动，胎气不安者，用四物汤主之。随症加减。

如因怒气动肝者，主胞络，用四物汤加黄芩一钱五分，人参、柴胡、甘草各一钱治之。汤见卷一。

如因忧悲伤肺者，用四物汤加黄芩、阿胶、苏叶各一钱，五味子二十粒，炙草五分主之。

如因恐惧伤肾者，主胞胎，四物汤加川续断、黄柏炒、杜仲炒，各一钱，五味子十五粒，去生地，改用熟地。

如因思虑积久不解伤脾者，四物汤加白术一钱五分，人参、陈皮、香附各一钱，炙草五分主之。

如因喜乐太过伤心者，四物汤加条芩、黄连、白术、麦冬各一钱，炙甘草五分主之。

如因跌挞触动者，用安胎和气饮主之，姜枣引，水煎，食前服。方见卷一。

如因犯胎神所占方位，胎动不安者，用上安胎和气饮主之。以上二症，并用安胎和气饮。如见血动，即加阿胶、艾叶炒黑，各一钱。

妊娠漏胎

漏胎者，谓既有孕而复下血也。女子之血，在上为乳汁，在下为经水。一朝有孕，而乳汁经水俱不行者，聚之子宫以养胎也。今胎漏下，则是气虚、血虚、胞中有热、下元不固也。法当用四君子以补其气，四物以补其血，黄柏、黄芩以清其热，艾叶以止其血，杜仲、续断以补下元之虚，未有不安者也。兹用人参、白术、归身、白芍、熟地、艾叶、条芩、黄柏、知母、阿胶、炙草各等分，姜枣引，水煎，食远服，兼服杜仲丸。见卷一。

妊娠伤寒

妊娠伤寒，专以清热和胎为主，各随六经所见表里之症治之，务宜谨慎，不可以常病伤寒同治，以致损胎，误其母子性命也。此予家传之秘，宜珍重之。

凡得伤寒，勿拘日数，但见恶寒头疼发热，即病在表也，宜用四物紫苏和胎饮见卷一主之。

如恶寒头疼、项强腰脊疼者，此病在太阳经，本方加羌活、藁本、川芎、防风各一钱，连须葱白三根，生姜三片引，水煎，热服，汗出而解。

如恶寒却不发热，只头疼鼻干或项强，此病在阳明经，本方加葛根、白芷、防风各一钱，连须葱白三根，淡豆豉一钱，水煎温服，汗出而解。

如寒热往来，头眩，或呕，或心下烦，或胸胁满，此病在少阳经也。本方加柴胡、人参各一钱，呕加半夏七分，胸膈满加枳壳、桔梗各一钱，头眩加川芎一钱，姜枣引。

如发热恶寒，咳嗽甚者，此病在手太阳经也。本方加麻黄去根节、杏仁各一钱，葱白三根，姜引，水煎食后服，汗出而解。

如恶寒无热，腹中痛，吐泻不渴，手足逆冷者，此病在足太阴也。本方加人参、干姜酒炒，各一钱，姜枣引，水煎热服。

如恶寒倦卧，发热，手足冷者，此病在足少阴经也。本方加独活、熟地、细辛各一钱，生姜、大枣引，热服。

如恶寒、手足厥冷，唇口青，遍身痛，如披杖头顶崩痛者，此病在足厥阴经也。本方加归身、吴茱萸炒、羌活、细辛各一钱，连须葱白三根，姜引，水煎热服。

凡得伤寒，无拘日数，但无恶气，无头疼，只发热口燥、咽干口渴者，此病邪在里也。用黄龙汤见卷一为主，各随所见之症加减治之。

如发热口渴，小便不利，此病在手足太阳膀胱腑病也。本方加白术一钱五分，猪苓、泽泻、赤茯苓、木通各一钱。

如其发热大渴者，此病在手足阳明与大肠也。本方加知母一钱，石膏一钱，捶碎，淡竹叶十五皮，粳米一撮煎服。

如大热、大渴、烦躁、大便不通者，此病在足阳明胃腑也。本方去人参，加枳实、大黄煨、芒硝各一钱五分，姜引，水煎温服，以利为度。

如发热、口干而渴、心烦不得眠者，或干呕吐者，此病在足少阳胆腑也。本方加麦冬、天花粉、山栀仁、酸枣仁各一钱，竹茹一团，煎去渣，再煎，一沸服。

如发热而渴、腹中痛、自利者，此病在足太阴脾经也。本方加白术、白芍、阿胶炒、白茯苓各一钱，姜枣引，水煎食前服。

如发热而渴、利下脓血、手足冷者，此病在足厥阴肝经也。本方加归身、白芍酒炒、白术、白茯苓各一钱，乌梅一个，水煎食前服。

凡伤寒产后，调理失宜，复发热者，此劳复也。用本方加知母、麦冬各一钱，石膏二钱，淡竹叶十五皮，粳米一撮，煎服，以汗出为度。

如因饮食过节，复发热者，此食复也。用四物紫苏和胎饮见卷一，加枳壳炒、黄连炒、陈皮、神曲炒，各一钱，姜枣引，水煎食远服。更宜节者，毋致内伤。

若天行时气传染者，只依上法，分六经表里治之无失。或于初病之时，用败毒散加和胎药解之，亦是妙方。人参、羌活、前胡、柴胡、白茯苓、甘草、川芎、枳壳、桔梗、黄芩、白术、苏叶、葛根、葱白三根，姜引，水煎热服，亦得汗而解。

凡病伤寒，热病不解，遍身发斑，赤如锦纹者，加味化斑汤主之。

人参　知母各一钱　石膏二钱　甘草　黄芩　栀仁　生地各一钱　豆豉半合　淡竹叶三皮　水煎，食远服。

妊娠中风

太乙者，冬至日在坎正北，立春日在艮东北，春分日在震正东，立夏日在巽东南，夏至日在离正南，立秋日在坤西南，秋分日在兑正西，立冬日在乾西北。故太乙移宫之日，即八节之日，天必应之以风雨。其风从所向而来为正风，不能伤人，不从所向而来，谓之虚风，中人即病。中其皮毛经络者，则发寒热，头项身体皆痛，或肌肉顽痹。中其筋骨者，则拘挛强直。直中其脏腑者，则卒倒昏闷，口眼㖞斜，手足瘫痪，口噤不语。孕妇得此，不可用常治中风之法，只以补虚安胎为本，兼用搜风之剂，增损八物汤主之。

归身　炙草　黄芩　黄芪炙　羌活　防风　秦艽各

二钱

姜枣引，水煎。多服，以平为度。

妊娠中暑

凡盛暑时，中其暑热之毒者，其症发热而渴，自汗，精神昏愦，四肢倦怠，少气，清热和胎饮主之。见卷一。

妊娠中湿

凡孕妇早行，或感雾露之气，或冒雨，或久居下湿之地，或汗出取冷水浴之，其症发热，骨节烦痛，身体重，头疼鼻塞，黄芩白术汤主之。见卷一。

妊娠咳嗽

如初得之恶风寒、发热、鼻塞或流清涕者，宜发散，加减参苏饮主之。

人参　紫苏　陈皮　白茯苓　甘草　枳壳　桔梗　前胡　黄芩各一钱　薄荷叶少许

姜引，水煎，食后服，得汗而解。

久嗽不已，谓之子嗽，引动其气，恐其堕胎，人参阿胶散主之。见卷一。

妊娠疟疾

凡孕妇病症，不可轻用截药，恐致损胎，柴胡知母汤主之。宜多服，以平为度。汤见卷一。

如疟久不退，转甚者，七金散主之。临发五更服之。宜露一宿，汤温服，忌生冷鸡鱼。散见卷一。

妊娠霍乱

其症心腹绞痛，上吐下泄，用前四味紫苏和胎饮加藿香叶、陈皮各一钱，砂仁五分，炒，姜枣引，水煎服。

妊娠泻泄

凡孕妇泄泻，以补中安胎为主，用四君子汤加白芍一钱，更分寒热治之。如发热而渴者为热，本方加条芩一钱。如不渴者为寒，本方加炒干姜五分，并用乌梅一个为引。如泄泻久不止者，用四君子汤加白芍酒炒、诃子肉、干姜炒，各一钱，乌梅一个，水煎，食前服。

如久泻大渴者，加味人参白术散主之。

人参　白术　茯苓　炙草各一钱　藿香五分　木香　干姜各二钱五分

作大剂，水煎，频频与之，以代汤水方效。

妊娠痢疾

凡孕妇痢疾，以清热和胎行气养血为主。虚坐努力者，防其损胎，当归黄芩芍药汤主之。方见卷一。

久痢不止，黄连阿胶汤主之。方见卷一。

子　悬

孕妇五六月以后，胎气不和，上凑心腹，胀满疼痛者，谓之子悬，紫苏饮主之。方见卷一。

子　　烦

孕妇心惊胆怯，终日烦闷不安者，谓之子烦，人参麦冬散主之。方见卷一。

子　　痫

孕妇忽然眩晕卒倒，口噤不能言语，状如中风，须臾即醒，醒而后发，此名子痫，乃气虚挟痰挟火之症也，清神汤主之。兼服寿星丸（琥珀寿星丸），能宁神定志、去风化痰。

用天南星一斤，掘地作坑，深二尺，用炭火二十斤于坑内烧红，去炭扫净，好酒五斤浇之，将南星乘热放坑内，用瓦盆急盖定，以黄泥封固，经一宿取出，焙干为末，入琥珀面一两、朱砂面五钱和匀，以生姜自然汁炙面糊熟，再入猜猪心血三个搅匀，和为丸，朱砂为衣。每服三钱，人参汤下，日服三次，神效。

子　　肿

孕妇自六七个月以来，两足肿大，行步艰难，脚趾间有黄水出，此名子气，亦多有之。未肯医治，至生子之后，其肿自消。甚者，茯苓汤主之。汤见卷一。

孕妇腹大有水气者，亦名子肿，鲤鱼汤主之。汤见卷一。

子　　满

孕妇至七八个月，腹大腹满，逼迫子户，坐卧不安，谓之子满，束胎饮主之。饮见卷一。

子　　淋

孕妇小便少，有涩疼者，谓之子淋，加味大腹皮汤主之。又治溺血。

木通　生地　条芩　甘草梢　麦冬　人参　赤芍各一钱　淡竹叶十五皮

灯心一撮，水煎，空心服。

子　　鸣

气足时子在腹中鸣者，谓之子鸣。此由母身向高处取物，子在腹中，失脱口中所食肐膳，故啼。治法或令母作男子拜状，或以豆撒地，令母拾之，子复含著，鸣则止矣。又方，以鼠窟门土，取大块含之。

妊娠吞酸

孕妇伤食腹满，吞酸恶心，不喜食者，加味六君子汤主之。六君子汤加枳实炒、神曲炒、砂仁炒、姜引，水煎，食后服。

妊娠头疼

因外感头疼者，此虚症也，加味归芎汤主之。

当归、川芎各一钱五分　黄芩酒炒　白术各一钱　细茶二钱为引，食后服。

妊娠目鼻咽喉口唇诸病

孕妇专以清热为主。有热病者，用东垣凉膈散，各随其症，加减用之。

黄芩　黄连　栀仁各酒炒　连翘　桔梗　生甘草各等分　薄荷叶少许

目赤痛者，本方加当归、川芎、羌活、防风、菊花各一钱，竹叶引。鼻衄不止者，本方加当归、生地各一钱，茅花一团，姜引。咽喉痛者，本方加牛蒡子炒，杵碎，一钱。口舌生疮者，只依本方，姜汁引。

妊娠疮毒

孕妇多有病乳痈者，托里表毒汤主之。

川芎　当归　黄芩　白芷　连翘　花粉　银花　甘草节各一钱　青皮五分　皂刺七个

如背臀上生者，此阳明经也，本方去青皮，加葛根、升麻各一钱。如胸前两颊生者，此少阳经也，本方去白芷，加柴胡、胆草、栀仁炒，各一钱。如肩膊腋下生者，此太阳经也，本方去青皮，加陈皮、桔梗、桑白皮、天冬各一钱。如在胯内阴旁生者，厥阴经也，本方去白芷，倍青皮。如在手足掌内生者，少阴经也，本方去白芷、青皮、花粉，加黄连、黄柏、木通各一钱。凡治痈毒，要知九不治处，不可医也。经云：一伏兔，脚背上；二腓腨，脚肚上；三背，中脊；四五脏俞，夹脊两旁；五项对口；六胸；七须；八髭；九颐。

杂　症

孕妇无故悲惨哭泣，状若邪祟者，此脏躁症也，十枣汤主之。汤见卷一。再服竹茹汤以和之。汤亦见卷一。竹茹汤专治孕妇心虚惊恐、脏躁悲泣。

孕妇至八九个月，忽然暴喑不语，此少阴之脉下养乎胎，不能上荣乎舌，十月生子之后自能言，非病也。不可服药，莫信庸医，图利误治。

凡孕妇至八九个月，形盛胎肥腹大，坐卧不安者，防其难产，宜预服瘦胎丸。方见卷一。多服则瘦胎、滑胎，自然易产。如胎气本怯，不可服上瘦胎丸，欲防难产，达生散主之。方列卷一。十数服，即得效。

难产催生四法

凡初产一二日艰难者，只以加减五苓散主之。

猪苓　泽泻　白术　茯苓　肉桂　车前子　木通　枳壳　槟榔　甘草各一钱　滑石二钱

灯心四十九寸，长流水顺取，煎服，连进，以子生为度。

如过二三日，人事强实，饮食能进者，此胞浆干涩也，加味四物汤主之。

归尾　川芎　赤芍　生地　肉桂　延胡索　枳壳　香附　槟榔各一钱

如上取水煎服，调益元散三钱，以子生为度。

如过二三日，人事困顿，饮食少者，此中气不足，不能运动其胎也，加味四君子汤主之。

人参　白术　茯苓　炙草　归尾　川芎　枳壳　香附　肉桂各一钱

取水煎法如前，槟榔、磨木香浓汁，合六七匙入内，同服。

如三四五日不产，或胎死腹中，何以验之？观其母之唇舌俱红者，子母无事。唇青舌红者，母死子活。唇红舌青者，子死母活。唇舌俱青者，子母俱死。夺命丹主之。

用蛇皮全者一条新瓦上煅存性，金银箔各七钱，大母丁香五钱另研，男人头发烧灰，一钱，黑铅二钱，马鸣蜕即蚕蜕纸，烧灰，一钱。先将铅溶化，入水银七分，急炒，结成砂子，倾出，别研；千里马鼻七个，烧灰。于静室中修合，勿令妇人鸡犬见。各研为末，和匀，用豮猪心血为丸，如桐子大。每服二丸，长流水送下。如昏闷者，撬开口灌之可救。

卷四

产后门

产后章难产说

问难产者何也?曰:多因胎母仓皇坐草太早，或胞浆虽破，子身未转，或转未顺，被母用力努逼，以致足先来者谓之逆产，手先来者谓之横产，或漏其肩与耳与额者，谓之侧产，或被脐带缠绊不得下者，谓之碍产。仓卒之间，二命所系，不可无法而隘为仁之术也。

治胎衣不下

用皮硝二两或四两，好黄酒一茶碗，童便一茶碗，服之即愈，其效如神。

救逆产

令产妇正身仰卧，将儿足轻轻送入，然又缓缓上推，儿身必转，直待身转头正，然后服前催生药，渴则饮以蜜水，饥则食以薄粥，复然后扶掖起身用力以送，儿即出矣，切不可使针足心及盐涂之法，恐儿疼上奔，母命难存矣。至于横、侧、碍产，俱得稳婆用手办理。

盘肠生者

妇人当产之时，子肠先出，盘露于外，子随后生，产后而肠不即收，却令产妇仰卧，稳婆将子肠洗净，然后托起，轻轻送入，推而上之，而令产妇夹紧谷道，其肠自收。再取蓖麻子四十九粒去壳捣烂，敷在顶心，待肠收尽而急去之。或用冷水和醋，令人喷面，一喷一收。欲免其苦者，宜于未孕之时，多服地黄丸加五味子一两、肉桂一两，以固下元之关键。及有孕时，多服胡连丸方见卷一加人参一两以补气，又服三补丸方见卷一以凉血。至八月之期，再服八物汤方见卷一加诃子、瞿麦、粟壳，用十余服，庶可免矣。

产子气绝不啼

待胎衣一出，切勿断脐带，急取热水，以胎衣置汤中，频频用水洗脐带，须臾气暖入腹，儿气即回，啼声发出。若仓卒断脐，不可救也。

子死腹中

凡子死腹中，非产妇护疼，紧夹其腿而死者，即不知扶持，紧抱其腰，以致伤胎。此时但观其母，若口青、手指青、脐下冷、口有臭气者，子死腹中的矣，急用加味五苓散、夺命丹。方俱见卷三难产。取去死胎，以保其母。如母唇面俱青，则难救矣。如子死腹中，胎衣不下，宜灸独阴穴，凡三壮即下。独阴在足第二指第一节宛宛中。

产后血晕

问云云者何？曰：新产妇昏眩卒倒，不省人事，口噤气冷，谓之血晕。此恶信也，不可救者多。若误作中风，庸医杀之耳。盖亦由坐草之时，不知用前防血晕等药，以致此耳。其症有二，当分治之。如血来太多，卒然昏仆者，此气血两虚也，急用韭醋嗅法，以待其醒，清魂散主之。方列卷一。

如血去少，恶露未尽，服中有疼而昏眩者，同用上法令醒，黑神散主之。方列卷一。

产后子宫脱出

问云云者何？曰：其人素虚，产时用力努，是其太过，以致脱出，自不能收也，宜服补中益气汤。汤见卷一。外用洗法，荆芥穗、藿香叶、香椿树白皮等分，炙，剉细，煎水，无时洗之，子宫即入。

产后乍见鬼神

问云云者何？曰：心主血，血去太多，心神恍惚，睡卧不安，言语失度，如见鬼神，医不知，呼为邪祟，误人多矣，茯神散主之。方列卷一。

如心下胀闷，烦躁昏乱，狂言妄语，如见鬼神者，此败血停积，上攻于心，心不收触，便成此症，芎归泻心汤主之。汤见卷一。

产后心疼

问云云者何？曰：心者血之主，其人宿寒内伏，因产后虚寒，血凝不行，上冲心之络脉，故心疼也。但以大岩蜜汤主之。汤见卷一。寒去则血脉行，则经络通，心痛自止。若误以为败血攻之，则虚极寒益甚，渐传心之正经，变为真心疼而死矣。

产后腹胀满闷呕吐恶心

问云云者何？曰：败血散于脾胃，脾收败血，则不能运化津液，而成腹胀；胃收败血，则不能纳水谷，而生呕逆。若以平常治法，徒服止呕之剂，则不能对症，反增其病，宜用抵圣汤主之。汤见卷一。

亦有伤食而腹胀呕逆者，以脉辨之。因于血则脉弦涩，不恶食而呕多血腥；因于食则脉弦滑，而呕多食臭，加味平胃散主之。

苍术米泔浸焙　厚朴姜炒　陈皮　香附醋炒　人参各二钱　神曲炒，一钱　生姜焙　炙草各一钱

水煎，热服。或用见晓丸亦佳。方见卷一。

产后伤食，呕吐腹胀，加味六君子汤主之，六君子汤见卷一加枳壳麸炒，五分，山楂五分，姜黄三分，生姜三片引，水煎，食远服。

产后口干痞闷

问云云者何？曰：由气血太虚，中气未足，食面太早，脾胃不能消化，面毒结聚于胃上，上熏胸中，是以

有此症也，慎勿下之，见晓丸主之。方见卷一。若其脏气本虚，宿夹积冷，胸腹胀疼，呕吐恶心，饮食减少，又因新产血气暴虚，风冷乘之，以致寒邪内胜，宿痰益加，吴茱萸汤主之。汤见卷一。若因胎衣未下，恶露不来，肚腹胀大，绷急如鼓，呕吐黄水，多带腥臭，加喘者死。若因产后多疾，妄投汤丸，重虚其内，肌肉消削，精神疲困，气乏干呕者死。

产后咳嗽

问云云者何？曰：产后多因恶露上攻，流入肺经，乃成咳嗽，其症胸膈胀闷，宜服二母汤主之。汤见卷一。又曰：肺主气，气为卫，所以充皮毛、密腠理也，产后气虚卫虚，皮毛不充，腠理不密，风寒袭之，先入于肺，亦或咳嗽。其症发热恶寒，鼻塞声重或多喷嚏，鼻流清涕，旋覆花汤主之。汤见卷一。如有汗者，去麻黄，加桂枝；如咳嗽久不止，涕唾稠黏，加味甘桔汤主之。

甘草　桔梗　款冬　贝母　前胡　枳壳　白茯苓　五味　麦冬各等分　淡竹叶十五皮

煎服如前。如产后吃盐太早者，难治。

产后喉中气急喘促

问云云者何？曰：荣者血也，卫者气也，内水流通，荣卫相随，产后血下太多，荣血暴竭，卫气无主，独聚肺中，故令喘也。此名孤阳绝阴，最为难治。急取鞋底炙熟，于小腹上下熨之。次取小夺命丹主之。

熟附子五钱　牡丹皮　干漆渣炒，烟尽，各一钱共为末，用酽醋一升、大黄米一两同熬成膏，和末为丸，桐子大，每服五十丸，温酒下。

又问产后血入于肺，面赤发喘欲死者，曰：参苏饮主之。

人参一两为末　苏木二两

水二杯，煎一杯，去渣，温服人参末。随时加减服，效难尽述。

产后腰疼

问云云者何？曰：女人之肾，胞脉所系，产后血下过多，则胞脉虚，脉虚则肾气虚，故令腰疼，其症隐隐疼，补肾地黄丸主之。方见卷一。又有败血流入肾经，带脉阻塞，有腰疼者，其症胀痛如刺，时作时止，手不可近，加味复元通气散主之。

归身　川芎　小茴炒　破故纸炒捶　元胡　牛膝　桂心各一钱　丹皮八分

水煎，木香五分磨水和之，更调乳香、没药末五分，服法如上。

更有因产时，起伏挫闪肾气及带脉者，亦或腰疼，用前通气散即愈。

产后遍体疼痛

问云云者何？曰：产时骨节开张，血脉流散，气过衰弱，则经络内外之间，血多凝滞，骨节不利，筋脉不舒，故腰背不能转侧，手足不能屈伸而疼也。勿作风寒用发汗之剂，宜以趋痛散主之。方见卷一。

又有新产气虚，久坐多语，运动用力，遂致头目昏眩，四肢疼痛，寒热如疟，自汗，名曰蓐劳，勿作伤寒误投汗剂，白茯苓散主之。方见卷一。又宜用十全大补汤方见卷一加牛膝、肉苁蓉酒洗、五味子、柏子仁各等分，更宜日服参苓白术散方见卷一，作丸服之。复宜常炙猪腰子粥以助之大效。

炙粥法，取猿猪腰子一对，去脂膜，薄切如榔片，用大盐、酒拌合一处，水三盏，粳米三合，瓦罐炙粥，入葱、花椒末，调和得宜，食之。

产后腹疼

问云云者何？曰：女子之血，未有胎时则为经水，经水不行则病；产时则为恶露，恶露不来则病。故产妇之中气多虚，不能行血，血斯凝滞，或闭而不来，或来而不尽，败血入腹，故为腹痛乍作乍止，其痛如刺，手不可近，用黑神散主之。方见卷一。盖败血随其所止之处，无不成病，如按之即止，即系风感食水，非败血入腹。

或产后血虚，外受风冷之气，内伤寒冷之物，以致腹疼者，得人按摩略止，或热物熨之即止者，当归建中汤主之。方见卷一。

或小腹疼者，脐下胞胎所系之处，血之所聚也，产后血气不尽，即成病症，无时刺痛，疼则有形，须臾疼止，又不见形，黑神散主之。方见卷一。

又有因产时，寒气充于子门，入于小肠，或坐卧不谨，使风冷之气乘虚而入，此寒证也，但不作服且与无形影为异，用金铃子散主之。散方见卷一。

产后儿枕疼

问云云者何？曰：腹中有块，上下时动，疼不可忍，此由产前聚血，产后气虚，恶露未尽，新血与旧血相抟而疼，俗谓之儿枕疼，即血瘕之类也，当归延胡索汤主之。汤见卷一。

又羊肉汤，通治上腹疼、小腹疼、儿枕疼之神方也，专治虚羸。

精羊肉四两　当归　川芎各五钱　生姜一两

水十杯，煎至三杯，分四次服。

产后头疼

问云云者何？曰：人身之中，气为阳，血为阴，阴阳和畅，斯为无病。盖产后去血过多，阴血已亏，阳气失守，头者诸阳之会，上凑于头，故为头疼。但补其阴血，则阳气得从而头疼自止。芎归汤主之。汤见卷一。又因败血停留子宫，厥阴之位，其脉上贯顶巅，作顶崩疼者，黑神散主之。方见卷一。

产后发热

问云云者何？曰：产后血虚则阴虚，阴虚则生内热，其症心胸烦满，呼吸气短，头疼闷乱，日晡转甚，与大病后虚烦相似，人参当归散主之。方见卷一。如热甚，加炒干姜一钱。

产后乍寒乍热似疟

问云云者何？曰：败血未尽，阴阳不合，是以发寒热也。何以别之？曰：败血为病，小腹刺疼，此为异耳。故败血未尽者以去滞为主，阴阳不合者以补虚为主，若作疟治则误矣。惟黑神散、卷荷叶散二方俱见卷一为去血滞之要药也。至于阴阳不合而乍寒乍热者，皆因血气亏损，以致此症，增损八物汤主之。

归尾　白芍俱酒洗　川芎　干姜炒黑　人参各一钱　炙草五分　姜三片　枣三枚

水煎服。寒多热少者，加肉桂一钱；热多寒少者，加柴胡一钱，干姜减半；烦渴者，加知母、麦冬各一钱；食少者，加陈皮、白术各一钱，炒；虚倦者，加炙黄芪一钱。

似疟非疟，何以别之？曰：似疟者，寒不凛凛，热不蒸蒸，发作无时，亦不甚苦，此正气虚而不邪气也。真疟者，寒则汤火不能御，热则冰水不能解，发作有时，烦苦困顿，此正气虚而邪气相抟者也。

产后疟疾

问云云者何？曰：气血俱虚，荣卫不固，脾胃未复，或外感风寒，内伤饮食，皆能成疟。又有胎前病疟，产后未愈者。产后之疟，最难调理，只以补虚扶正气为主，正气胜邪气自退，不可轻用截药，重虚正气，为害甚大。宜用柴胡四物汤主之。汤见卷一。不拘时服，久疟加炙黄芪一钱、醋炙鳖甲一钱。

产后渴

问云云者何？曰：胃者水谷之海，津液之府也。产后去血太多，津液内耗，胃气暴虚，顿生内热，故口燥咽干而渴也，加减人参麦冬汤主之。

人参　麦冬　生地　栝楼根　炙草各二钱

先取淡竹叶十皮、粳米一合，煎汤一盏，去米、叶，入药加生姜三片、枣三枚，煎七分，温服。

产后汗出不止兼变症

问云云者何？曰：血为荣行乎脉中，气为卫行乎脉外，相须为守者也。产后去血过多，荣血不足，卫气失守，不能敛皮毛、固腠理，故汗泄而易出也，宜急止之，恐风寒乘虚而入，变生他疾，宜麻黄根汤主之。方见卷一。如眩晕汗出者，此名胃汗虚极也，急用炙黄芪、人参、甘草各二钱，附子制，一钱，煎，撬开口灌之。大抵此危症，多不可救。产后出汗，宜速止之，否则断未有不生他疾者矣。

如汗不止，风邪乘之，忽然闷倒，口眼㖞斜，手足挛曲，角弓反张者，此危症也。急用桂枝、葛根、白芍、炙草、炙芪、归身各二钱，熟附子五分，撬开口灌之。此亦危症，不知者多。

十全大补汤加防风，可止产后汗不止。

产后中风

问云云者何？曰：产后正气暴虚，百节开张，邪风易入，调理失宜，风即中之，不省人事，口目蠕动，手足挛曲，身如角弓，此风外中者也，愈风汤主之。汤见卷一。

又曰：诸风振掉，皆属肝木，肝为血海，胞之主也。产后去血过多，肝气暴虚，内则不能养神，外则不能养筋，以致神昏气少，汗出肤冷，眩晕卒倒，手足瘈疭，此肝虚生风，风自内生者也，用当归建中汤方见卷一加黄芪、人参各一钱，熟附子五分，姜枣引，不能饮汤。

如痰迷心窍，神气不清，恍惚昏眩者，用琥珀寿星丸方见卷二子痫，人参煎汤送下。

产后伤寒

问云云者何？曰：产后气血俱虚，荣卫不守，起居失节，调养失宜，伤于风则卫收之，伤于寒则荣收之，而成伤寒也。只以补虚为主，随症治之。先用五物汤。

即人参、当归、川芎、白芍酒炒、炙草各等分，姜三片、葱白三根引，水煎服。

有汗曰伤风，本方加桂枝、防风；无汗曰伤寒，本方加麻黄、苏叶；寒热往来，本方加柴胡；头疼，本方加藁本、细辛；遍体疼，本方加羌活、苍术；但热不恶寒，本方加柴胡、葛根；发热而渴者，本方加知母、麦冬、淡竹叶。以有汗、无汗辨风寒甚明。

产后尿血

问云云者何？曰：小腹疼者，乃败血流入膀胱；小腹不疼，但尿时涩疼者，乃内热也。并用加减小蓟汤主之。

小蓟根　生地　赤芍　木通　蒲黄　甘草梢　红花各一钱

兼内热者，加黄芩、麦冬各一钱。

产后小便数及遗尿不禁

问云云者何？曰：下焦如渎，所以主潴泄也。产后气血虚弱，沟渎决裂，潴畜不固，如水泉不止，故数而遗也。下者举之，脱者温之，宜用升阳调元汤合桑螵蛸散主之。

人参　炙黄芪　炙草　升麻　益智子去壳，炒，各一钱五分

水煎，姜枣引。调桑螵蛸散服。真桑螵蛸，白龙骨煅　牡蛎左顾者，煅，各等分

研细末，每服三钱，入汤药调服。

又有产时，稳婆用手误伤损胞破者，以致小便不禁，用参术汤主之为妙。

人参二钱五分　白术二钱　桃仁　陈皮　茯苓各一钱　炙芪一钱五分　炙草五分　猪胞或羊胞一个，洗净

水二盏，煎至一盏余，去胞，入药，煎七分。食前多服乃佳。

产后咳逆

问云云者何？曰：此气从卫中出，上冲贲门，吃忒而作声也。有胃气虚寒者；有中气不足，冲任之火直犯清道而上者；有饮水过多，水停而逆者；有大小便闭，

下焦不通，其气上逆者；有胃绝者。大约产后咳逆，乃胃气虚寒症也。加味理中汤主之。

人参　白术　炙草　炮姜　陈皮各一钱　丁香五分　干柿蒂二钱　水煎服。如有热，去丁香，加竹茹二钱。如虚羸太甚，饮食减少，咳逆者，胃绝也，难治。

产后浮肿

问云云者何？曰：新产之后，败血不尽，荣虚流入经络，与气相杂，凝滞不行，腐化为水，故令四肢浮肿，乍寒乍热，不宜但作水气治之，轻用渗利之剂。惟服调经汤，使气血流行，其肿自消，调经汤主之。方见卷一。

又有产后虚弱，腠理不密，调理失宜，外受风湿，面目虚浮，四肢肿者，加味五皮汤主之。

桑白皮　陈皮　生姜皮　茯苓皮　大腹皮　汉防已　枳壳炒　猪苓　炙草各等分

姜引，水煎服。

产后恶露不止

问云云者何？曰：产后冲任伤损，气血虚惫，旧血未尽，新血不敛，相并而下，日久不止，渐成虚劳。必大补气血，使旧血得行，新血得生。不可轻用固涩之剂，使败血凝聚，变为癥瘕，反为终身之害。用十全大补汤主之。方见卷一。如小腹刺疼者，四物汤方见卷一加延胡、炒蒲黄、炮姜各等分。

产后恶露不下

问云云者何？曰：此有二症，治各不同。或因子宫素冷，停滞不行者，黑神散主之。方见卷一。此必小腹胀满，刺疼无时也。或因脾胃虚弱，中气本虚，败血亦少，气滞血阻，不能尽下。其症乍疼乍止，疼亦不甚，宜用八珍汤方见卷一加延胡索、香附米，姜枣引，水煎，食前服。

产后眼见黑花昏眩

问云云者何？曰：恶露未尽，败血流入肝经，肝开窍于目，故眼见黑花。诸风振掉，皆属肝木，故为昏眩。用清魂散方见卷一加丹皮一钱，煎服，如前。

产后胁痛

问云云者何？曰：此亦败血流入肝经，厥阴之脉循行胁肋，故为胁疼。症有虚实，宜分治之，不可误也。如胁下胀，手不可按，是瘀血也，宜去其血，芎归泻肝汤主之。方见卷一。

如胁下疼，喜人按，其气闪动肋骨，状若奔豚者，此去血太多，肝脏虚也，当归地黄汤主之。方见卷一。

产后不语

问云云者何？曰：人心有七孔七尾，产后虚弱，败血停积，闭于心窍，神志不能明瞭，故多昏愦。又心气通于舌，心气闭则舌强不语也，七珍散主之。方见卷一。

又有语言不清，含糊謇涩者。盖心主血，血去太多，心血虚弱，舌乃心之苗，其血不能上荣于舌，萎缩卷短，语之不出也，加味参麦散主之。

人参　麦冬　归身　生地　炙草　石菖蒲各一钱　五味子十三粒

猪心一个，劈开，水二盏煎至一盏半，去心入药，煎至七分，食后服，并治怔忡神效。

产后暴崩

问云云者何？曰：产后冲任已伤，气血未复，或恣情欲，劳动胞脉；或食辛热，鼓动相火；或因恶露未尽，固涩太早，以致停留，一旦复行。须要详审。先用四物汤方见卷一倍加川芎、当归，再加人参，作大剂服，扶其正气。

然后随其所伤，加减调治。或因房劳者，本方加黄芪、炙草、阿胶炒、艾叶同服。或因辛热者，本方加白术、白茯苓、甘草、黄连炒。或因固涩者，本方加香附、桃仁。如崩久不止者，本方调十灰散服之。散见卷一。盖崩非轻病，产妇得之，是谓重虚，尤不可忽也。

产后瘕块

问云云者何？曰：此恶露不尽之害也。盖由产后恶露不来，或来不尽；或产妇畏药，虽有痛苦，强忍不言；或主人与医家坚执产后补虚之说，不可轻用去血之药，以致败血停留，久而不散，结聚成块，依附子宫，妨碍月水，阻绝嗣息，夭其天年。欲治此症，必用丸药，以渐磨之，非汤散旬日之力也。

熟地二两　香附醋炒，四两　山茱萸去核，一两　牡丹皮去木，一两五分　归身二两　川芎一两　三棱一两　莪术醋炙，煨，一两，觔鳖甲去觔，醋炙枯，一两　桃仁一两　五灵脂一两五钱　延胡　破故纸各一两五钱，炒　木香一两

蜜丸，豆粒大，每服空心服五十丸，白术陈皮汤下。

此症惟坐马丹方见效，加神丸龙子，破瘕圣药也。此二方万氏所不注者。或者奇方骇众，故不注也。

产后玉户不敛

问云云者何？曰：女子初产，身体纤柔，胞户窄小，子出不快，乃至拆裂，浸淫溃烂，日久不敛。宜服十全大补汤。方见卷一。外用敷药。

白及　龙骨　诃子　烂蜂壳　黄柏炒，各等分

为细末。先用野紫苏汤洗，拭干，以此药擦之即效。

又乌龟壳，入干夜合草于内，塞满，烧烟熏之，自合。

产后乳汁不通

问云云者何？曰：或初产之妇则乳方长，乳脉未行，或产多之妇则血气虚弱，乳汁短少，并用加味四物汤。

归身　人参　川芎　赤芍　生地　桔梗　甘草　麦冬　白芷各一钱

如因乳不行，身体壮热，胸膈胀闷，头目昏眩者，加木通、滑石各一钱，研，水煎，食后服。更炙猪蹄汤食之，则乳汁自通。猪蹄一对，洗净，炙烂，入葱调和，并汁食之。又云：要入香油炒过穿山甲，共炙去甲，食之神效。

产后霍乱吐泻

问云云者何？曰：脾胃者血气之本也。产后血去气损，脾胃虚，冷风易乘，饮食易伤，少失调养，即有霍乱心腹绞痛，手足逆冷，吐泻并作，加味理中汤主之。

人参　白术　炙草　干姜炮　陈皮　藿香　厚朴姜制，各等分　生姜五片

水煎温服，无时。

产后泄泻

问云云者何？曰：产后中气虚损，寒邪易侵，若失调理，外伤风寒，内伤生冷，以致脾胃疼痛，泄泻不止，理中汤主之。方见卷一。如泄不止者，再加肉桂、豆蔻面包煨热，共为细末，蜜丸，米饮下。

产后痢疾

问云云者何？曰：湿多成泄，暴主下迫，皆属于热。赤白痢者，乃湿热所为也。故赤者属热，自小肠而来。白者属湿，从大肠而来。俗称赤为热、白为寒者，非也。无积不成痢，盖由产妇平日不肯忌口，伤于饮食，停滞于内，以致中气虚损，不能调理，宿积发动而

为痢也。亦有因胎下之时，说腹中空虚，多食鸡蛋与鸡，例以补虚，殊不知饮食自倍，肠胃乃伤。至脾胃受伤，遂致难以克化，停滞而成痢也。务宜详审斟酌，以施治法，庶不误人。

如果新产之后，饮食过伤者，其症腹中胀疼，里急窘迫，身热口渴，六脉数实，宜下之，加味小承气汤主之。

枳壳麸炒　厚朴姜炒，各二钱　大黄酒炒，二钱五分　槟榔一钱　炙草一钱　生姜三片，水煎热服，以快便为度，中病即止。后用四君子汤方见卷一加陈皮和之。

如新产后，未有所伤，其脉其症与上却同者，此宿食为病也，宜消而去之，加减枳实汤主之。

枳实麸炒、木香、炙草各一钱，厚朴姜制，二钱，槟榔一钱五分，生姜三片，水煎服。快利为度。后以四君子汤加陈皮和之。

如无新旧食积，下痢赤白，腹疼窘迫，脉沉数者，此虚痢也，宜行气和血为主，加味当归芍药汤主之。

归身　人参　白芍酒炒　白茯苓各一钱　陈皮　枳壳炒，各八分　木香　黑干姜　炙草各五分　乌梅一个

水煎，食前服。

久痢不止者，此气血虚少，肠滑不禁也，宜四君子汤加白芍、乌梅、罂粟壳主之。

又有产后恶露不下，以致败血渗入大肠，而痢鲜血者，腹中刺疼，里不急，后不重是也。

枳实麸炒，一钱五分　荆芥穗略炒，二钱五分

水煎服，神效。

产后大便闭涩不通

问云云者何？曰：人身之中，腐化糟粕，运行肠胃者，气也；滋养津液，灌溉沟渎者，血也。产后气虚而不运，故糟粕壅滞而不行；血虚而不润，故沟渎干涩而不流。大便不通，乃虚秘也，不可误用下剂，更加闭涩，宜润燥汤主之。方见卷一。

更用苏麻粥，真苏子一合，大麻子三合，共擂烂，以水一盏，滤汁，汁尽，又擂，又滤，渣尽为度。用汁合粳米煮粥食，更妙。老人虚秘，尤宜常服。

产后小便不通或短少

问云云者何？曰：膀胱者，州都之官，津液藏焉，气化则能出矣。产后气虚不能运化，流通津液，故使小便不通，虽通而亦短少也，勿作淋秘，轻用渗利之药，其气益虚，病益重。用加味四君子汤主之。

人参　白术　茯苓　炙草　麦冬　车前子各一钱　桂心五分　姜三片，水煎，食前服。

如恶露不来，败血停滞，闭塞水渎，小便不通，其症小腹胀满刺疼，乍寒乍热，烦闷不安，加味五苓散主之。

猪苓　泽泻　白术　茯苓　肉桂各一钱　桃仁去皮尖　红花各二钱

水煎温服。

产后淋

问云云者何？曰：此亦血去阴虚生内热症也。盖肾为至阴，主行水道，去血过多，真阴亏损，一水不足，二火更旺，故生内热，小便成淋而涩痛也，加味导赤散主之。

生地　赤芍　木通去皮　甘草梢　麦冬　黄柏　知母　桂心各一钱　灯心四十九寸

水煎，调益元散二钱，方见卷一，温服。

又问：前言小便不通，后言淋闷二症，何以别之？曰：不通者属气虚不通，淋者属内热涩疼，以此别之。

凡产后务必用补药，方免产患，宜用当归八钱、川芎四钱，煎汤服，万无一失。